Guyon.

AF299426

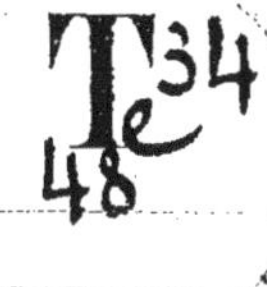

Te 34/48

DES MOYENS

PRÉSERVATIFS ET CURATIFS

DU CHOLÉRA,

D'APRÈS UNE EXPÉRIENCE ACQUISE EN POLOGNE ET EN AUTRICHE,

OUVRAGE PARTICULIÈREMENT DESTINÉ AUX GENS
DU MONDE ;

PAR M. GUYON,

Chirurgien-major d'armée, etc., Membre de la Commission médicale envoyée en
Pologne par le Ministre de la guerre.

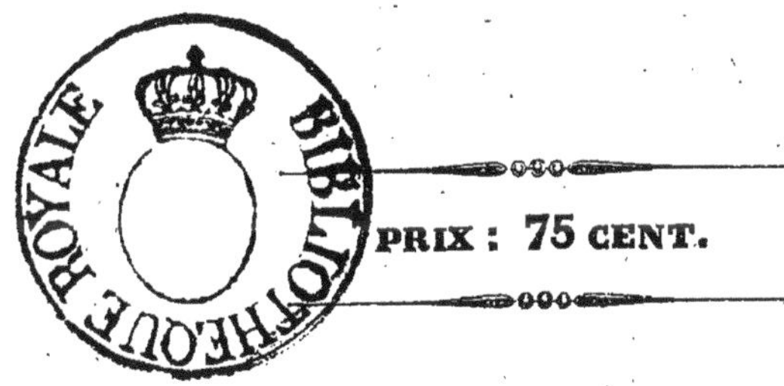

PRIX : 75 CENT.

PARIS,

CHEZ CROCHARD, LIBRAIRE,

RUE DE L'ÉCOLE DE MÉDECINE,

ET DELAUNAY, LIBRAIRE,

AU PALAIS-ROYAL.

AVRIL 1832.

PARIS, IMPRIMERIE DE P. DUPONT ET LAGUIONIE,
rue de Grenelle-St-Honoré, n. 55.

DES MOYENS

PRÉSERVATIFS ET CURATIFS

DU CHOLÉRA,

D'APRÈS UNE EXPÉRIENCE ACQUISE EN POLOGNE ET EN AUTRICHE.

DES MOYENS PRÉSERVATIFS ET CURATIFS
DE LA MALADIE.

Avant d'aborder ce sujet, que je ne traite ici que pour les personnes étrangères à la médecine, qu'il me soit permis d'exprimer un étonnement que partageront nos confrères de différentes parties de l'Europe.

Des médecins, avec mission du gouvernement, avaient été en Pologne, en Russie, en Autriche, en Prusse et en Angleterre, pour observer le Choléra. Ils rapportaient, avec leur propre expérience, celle des médecins de ces pays, ainsi que le résultat des mesures qu'on y avait prises; car partout l'autorité, souvent en les consultant, s'était empressée de mettre à leur connaissance tout ce qu'elle avait fait de bon ou de mauvais, en exprimant le désir d'être utile à la France. Sans doute qu'on pouvait, qu'on devait penser que, dès l'apparition de la maladie dans la capitale, l'administration se serait entourée des hommes qui avaient acquis une sorte de spécialité dans les fâcheuses circonstances où nous nous trouvions. Il n'en fut rien, quoique par là on eût adopté des mesures qui n'ont pas été prises, comme on en eût évité de mauvaises, de même que ce tâtonnement médical qui tourne rarement à l'avantage des malades, et sur lequel nous devons garder un religieux silence. Toutefois, loin de nous la pensée d'en rejeter la faute sur l'autorité, que de fâcheux alentours circonviennent si souvent ; mais, de quelque part qu'elle vienne, elle existe, et il nous fallait la signaler.

Etranger à la capitale par ma position dans l'armée, ainsi que les deux autres membres de la commission dont je faisais partie, j'espère qu'on ne verra ici rien de personnel de ma part.

DES MOYENS PRÉSERVATIFS.

Parmi les moyens préservatifs, il en est dont je ne dois pas m'occuper ici, je veux parler des mesures administratives. Je ne dois pas, non plus, m'occuper de ceux qui ne pourraient être d'une application générale.

S'éloigner le moins possible de son régime habituel, mais en proscrire ce qu'il pourrait avoir de préjudiciable en tout temps. Ne faire usage que d'alimens d'une facile digestion, ayant soin de rester toujours sur son appétit. Rejeter les viandes dures, mal cuites. Eviter les crudités, telles que salades, concombres, cornichons, fruits, etc., ou du moins n'en user qu'avec réserve. Faire usage d'un vin généreux, mais en petite quantité. Le matin, ne point sortir sans avoir pris quelque chose, surtout si on en a l'habitude. Rien de meilleur, à cette époque de la journée, qu'une tasse de café noir. Eviter, avec le plus grand soin, toutes les vives affections de l'âme, de quelque nature qu'elles soient.

Se vêtir chaudement, en portant sur tout le corps, mais surtout sur le ventre, une flanelle légère. Eviter les refroidissemens, toujours fort à craindre, les transitions subites de la température. Ne point sortir quand il fait mauvais temps, quand il pleut, par exemple, ou qu'il fait brouillard. Eviter toutes les grandes réunions: celles des églises, où l'on est exposé à se refroidir; celles des bals et des spectacles, à cause de la haute température qu'on y éprouve, ainsi que du refroidissement qui peut en être la suite, etc.

Partout où le Choléra a régné, il a été reconnu qu'un certain degré de débilité en favorise le développement. On évitera donc toutes les causes qui tendraient à amener cet état de l'organisation. Parmi ces causes, je signalerai les écarts de régime, les excès de tout genre, comme aussi les médications actives que des praticiens de la capitale, obsédés, sans doute, par l'inquiétude de leurs cliens, ont été portés, sinon à conseiller, du moins à tolérer.

Ne point craindre la maladie. Se rappeler sans cesse que très-peu de personnes en sont susceptibles; qu'elle n'atteint, en général, que celles dont le régime est mauvais, ou qui commettent de ces excès qu'une saine hygiène réprouve en tout temps; que, bien souvent, elle se borne à une légère indisposition; et que, pour ceux qui en sont le plus grièvement frappés, il y a espoir de guérison toutes les fois que des secours sont promptement administrés.

Une question à laquelle je ne veux ni ne dois toucher ici, se présente à l'occasion des moyens préservatifs, c'est celle de la contagion. En pareille matière, les faits éclairent mieux les esprits que tous les raisonnemens du monde. Or, il est consolant d'avoir à annoncer que partout où le choléra a régné, les faits de non contagion sont, pour ainsi dire, innombrables. A ces faits, on peut ajouter, si l'on veut, les expériences que plusieurs médecins ont faites sur eux-mêmes, ainsi que celles que j'ai tentées sur divers animaux, dans le but de reproduire la maladie, et qui, toutes n'ont fourni que des résultats négatifs (1).

Je ne puis terminer ce que j'avais à dire des moyens préservatifs, sans rapporter l'opinion d'un médecin qui jouit à Vienne d'une réputation justement méritée, M. Malfatti, médecin de S. A. le duc de Reistadt. Dans ses idées sur la nature de la maladie, ingénieuses comme toutes celles qui le caractérisent, ce médecin ne serait pas éloigné de croire qu'on parviendrait à s'en garantir par le moyen des préparations dont se servent les individus qui se disent incombustibles. Il m'en a même cité plusieurs, entre autres une dont lui-même a fait usage, ainsi que quelques personnes de ses amis, pendant tout le règne de la maladie de Vienne. Il s'en lavait certaines parties du corps, s'en rinçait la bouche, et

(1) Ce passage sur la question de la contagion a été écrit dans les derniers jours de mars. C'est une date qu'il m'importait de constater, et c'est ce que je fais par cette note.

parfois il en avalait. Sans approuver ni rejeter l'emploi d'un pareil moyen, dont l'application est aussi facile que celle de l'eau chlorurée, toujours est-il qu'il serait infiniment plus rationnel que celui de ces substances odorantes qui infectent aujourd'hui tout Paris.

DES MOYENS CURATIFS.

Le Choléra, suivant sa marche ordinaire, présente deux périodes bien distinctes : la première, que j'appelle *période de froid*, ou *période cholérique*; la deuxième que j'appelle *période de chaud*, *période fébrile* ou *période de réaction*. De ces deux périodes, la première est celle qui constitue réellement la maladie, car la deuxième n'en est, à vrai dire, que la conséquence.

Les moyens indiqués dans le Choléra doivent varier selon la période à laquelle on a affaire. En outre, ces moyens ne sont véritablement utiles qu'employés par nu médecin. Aussi me bornerai-je à les indiquer d'une manière générale.

Sous le rapport des moyens curatifs, je considérerai la maladie, d'abord à son début, puis dans son cours.

1° *Maladie à son début.* Le malade placé dans un local sec et bien aéré, faire usage d'une boisson qui porte à la peau, telle qu'une infusion de tilleul, de feuilles d'oranger, de menthe, de mélisse, etc. Pratiquer une large saignée, calculant la quantité du liquide d'après l'âge, le tempérament, etc. Si le sang ne coulait pas, faire, sur l'épigastre, une application de sangsues ou de ventouses scarifiées. Les sangsues seront mises au nombre de 3o, 35, 4o et plus. Si, après leur chute, le sang coulait peu, des ventouses seraient appliquées, pour en favoriser l'écoulement. C'est alors que l'instrument de M. Sarlandière, connu sous le nom de *sang-suceur*, rendrait des services. Les piqûres de sangsues seront recouvertes d'un cataplasme qu'on fera avec de la mie de pain ou de la farine de graines de lin, et qu'on renouvellera de temps en temps, afin d'en entretenir la chaleur. Pratiquer, sur les extrémités supérieures et inférieures, des frictions, d'abord avec une brosse fine, puis avec de la flanelle imbibée d'une liqueur alcoolique, qu'on aura légèrement chauffée. L'alcool camphré est très propre à cet usage.

2° *Maladie dans son cours.*

Tenu chaudement au lit, le malade continuera l'usage de la boisson diaphorétique. On satisfera sa soif, en évitant qu'il boive trop à la fois. Les frictions seront répétées d'heure en heure, plus souvent ou plus rarement, selon la persistance ou la diminution du froid. Des applications chaudes peuvent être faites sur les extrémités, par le moyen de vases remplis d'eau chaude, de briques ou de fers chauffés, etc. Toutefois, comptez moins sur la chaleur que vous produirez de cette manière, que sur celle que vous aurez obtenue par les frictions; car, par les frictions, vous pouvez rappeler la circulation, et si vous avez rappelé la circulation, vous aurez rappelé la chaleur. On ne saurait trop se persuader que la chaleur qu'on communique par des applications chaudes, tourne peu à l'avantage des malades. Aussi est-ce un des moyens sur lesquels des médecins de la capitale eussent moins compté, s'ils eussent appelé à leur secours une expérience que d'autres médecins avaient été chercher si loin. Mais, en définitive, quelle est ici l'indication à remplir? Chercher à obtenir une réaction, en rappelant le sang aux extrémités. Or, que peuvent, sous ce rapport, vos applications chaudes? Favoriser, et seulement par un phénomène physique, le retour du sang dans les vaisseaux. Voilà tout. Par des applications chaudes, vous diraient les médecins de Vienne, vous donnez de la chaleur, comme vous en donneriez à un cadavre, mais il ne s'agit pas de donner de la chaleur : il s'agit d'en développer. Donner à un corps une chaleur qu'on veut en retirer, c'est chauffer un caillou dont on voudrait avoir une étincelle. Qu'on me passe cette comparaison, bien triviale, il est vrai, mais qui, peut-être, n'en rend que mieux mon idée. Enfin, pour que la chaleur produite soit profitable au malade, il faut, vous diraient encore les médecins viennois, qu'elle soit fournie par lui, et non pas vos applications; il faut, en un mot, qu'elle soit la sienne, et non la vôtre (1).

______

(1) Ainsi raisonnent les médecins d'un pays où le bon sens est dans

Après les frictions sur les extrémités, on y fera des applications plus ou moins irritantes. Parmi ces applications, je ne nommerai que les synapismes. Qu'on en enveloppe les pieds tout entiers. On en ferait autant des jambes, si on avait obtenu assez de chaleur, pour qu'on n'eût plus besoin de recourir aux frictions.

Pour peu que la tête soit embarrassée, qu'on applique 15, 20 sangsues et plus sur les régions temporales. A moins que le malade ne soit affaibli par des maladies antérieures, il n'est point de circonstances où une déplétion sanguine soit à craindre (1).

Les évacuations sont parfois très abondantes, et alarment les familles. Ce n'est pourtant pas dans l'abondance des évacuations que consiste le danger. Toutefois, s'il y avait excès, il faudrait chercher à calmer. C'est alors que des préparations opiacées trouvent leur application. On a eu à se louer, en pareil cas, du sirop de diacode, à la dose d'une once et plus, dans une infusion de tilleul, de feuilles d'oranger, etc. A Vienne, il n'est aucun moyen qui ait mieux réussi, surtout contre les vomissemens, que l'emploi de la glace à l'intérieur, et c'est un moyen que je ne saurais trop recommander en pareil cas. Les médecins de Vienne l'administraient alors par fragmens plus ou moins gros, que les malades prenaient toujours avec grand plaisir. Parfois ils en secondaient l'action par des lavemens d'eau à la glace. Du reste, on a fait à Vienne, dans le traitement du choléra, un grand usage de la glace, soit à l'intérieur, soit à l'extérieur, sous forme de frictions. Le traitement par la glace est même le seul auquel les médecins se soient généralement arrêtés, après cette foule de tâtonnemens dont l'exemple se renouvelle aujourd'hui dans la capitale. Ils y joignaient l'emploi d'une infusion d'ipé-

toutes les têtes, et nos théories de philanthropie, en pratique partout.

(1) Il importe que je prévienne une opinion qu'on me supposerait peut-être, lorsque j'insiste tant sur les évacuations sanguines. Qu'on ne pense pas que, par-là, j'aie en vue de combattre un état inflammatoire, car, pour moi, admettre quelque chose de semblable dans le Choléra, me semble être l'idée la plus fausse, la plus erronée qu'on puisse s'en former.

cacuanha, administrée dans tout le cours de la maladie, mais surtout dans les premières heures. Puisque j'en trouve ici l'occasion, je consacrerai quelques mots à ce traitement.

D'un côté, les idées que nous avons exposées sur le mode d'action de la chaleur appliquée au Choléra; et, de l'autre, la vive appétence des malades pour les boissons froides, paraîtraient avoir porté les médecins de Vienne à adopter le traitement *à froid* ou *par la glace*. A très peu d'exceptions, tous croyaient en retirer de bons résultats. Je n'en connais même qu'un seul, M. le professeur Hildebrand (1), qui fut dans le doute à cet égard. Pour ce qui me concerne particulièrement, j'en ai suivi, pendant plus de trois mois, l'application dans plusieurs hôpitaux (2), et j'ai cru remarquer qu'on en obtenait des avantages réels. J'ai cru remarquer aussi qu'il était, moins fréquemment que le traitement *à chaud*, suivi des affections typhoïdes qu'on observe assez souvent à la suite du Choléra, et qui ne sont pas moins à craindre que lui. Je passe sous silence les évacuations sanguines, générales ou locales, que les médecins de Vienne ne négligeaient pas dans le cours de la maladie. Je remarque seulement que, par le traitement froid, elles deviennent moins nécessaires à cette époque qui constitue le passage de la première à la deuxième période. Le pourquoi, c'est qu'alors la réaction est moins vive, moins tumultueuse, mais aussi moins à craindre.

(1) M. Hildebrand, professeur de clinique au grand hôpital, digne héritier d'une des plus belles réputations médicales de l'Allemagne.

(2) Hôpital général, service de MM. Seeburger, médecin primaire, Dobler, médecin secondaire. Je dois au dernier des observations précieuses, ainsi qu'à M. Prinz, son collègue et son ami.

Hôpital n° 1, service de M. Mayrhofer. A mon départ de Vienne, ce médecin m'a remis un mémoire du plus haut intérêt. On y trouve consignés les résultats de toute la pratique de l'hôpital.

Hôpital n° 30, service de MM. Habel, médecin primaire, Koessler, médecin secondaire. — Ces deux médecins sont du nombre de ceux qui, certains des services qu'ils pouvaient rendre dans un pays où la maladie apparaît pour la première fois, offraient de partir pour la France, dès qu'elle y serait arrivée.

Hôpital cholérique de la garnison, service de M. Martini. — Je dois à ce médecin un mémoire où sont rapportées ses idées sur la nature de la maladie, ainsi que le résultat du traitement suivi à l'hôpital.

Je n'avais à traiter ici que d'une médication qui fût d'une application générale, et tel est le traitement *à chaud*. C'est au médecin à saisir les circonstances où le traitement *à froid* peut lui être préféré. Le peu que j'en ai dit suffira, je pense, pour que, lorsque l'appétence des liquides froids est très prononcée, on ne craigne pas trop de la satisfaire.

DEUXIÈME PÉRIODE.

La deuxième période constitue, pour ainsi dire, une seconde maladie. Les affections typhoïdes, qui en sont quelquefois la suite, dépendent de la manière dont elle a été conduite. Elle requiert donc toute l'attention du médecin.

Passant de la première à la deuxième période, le malade sera moins couvert, la boisson moins chaude. Pour peu que la réaction s'annonce énergique, une nouvelle saignée sera pratiquée. C'est surtout alors qu'on en retirera un avantage réel : plus tard, il ne serait plus temps.

Dans le cours de la maladie, souvent il se forme des congestions dans différentes parties, mais surtout au cerveau. On les combattra partout où elles se présenteront, par des applications de sangsues. Aux boissons chaudes de la première période, auront succédé, mais par gradation, selon le degré de la réaction, des boissons rafraîchissantes, telles qu'une eau acidulée avec le suc de citron, le sirop de groseilles, etc.

Un des caractères propres au choléra, est un certain état de débilité qui en est la suite, et qu'on ne voit se dissiper qu'à la longue. Alors, le moindre écart diététique peut donner lieu à une rechute tout aussi grave que la maladie première. C'est dire assez qu'on ne saurait trop surveiller le régime des convalescens. Les moyens préservatifs que nous avons indiqués, retrouvent ici leur rigoureuse application.

Après avoir indiqué les moyens curatifs du Choléra, il ne me reste qu'à dire un mot de ceux applicables à la Cholérine.

DES MOYENS CURATIFS DE LA CHOLÉRINE.

La Cholérine n'est qu'un diminutif du Choléra, que le

Choléra lui-même à un degré moindre, si je puis m'exprimer ainsi. Ces deux nuances d'une même maladie, séparées l'une de l'autre par une foule d'autres, marchent de front, c'est-à-dire ensemble, en même temps. Par la raison que le Choléra attaque surtout les personnes qui se nourrissent mal, commettent des excès, etc., et que, lorsqu'il se porte sur celles qui se trouvent dans des conditions contraires, il est généralement moins intense, moins à craindre, on conçoit que la Cholérine ne doit pas être rare dans la classe aisée. C'est, en effet, ce qu'on a observé partout où la maladie est passée, et ce qui ne peut manquer de se reproduire ici; car, indépendante des climats, des localités, de la nature des populations, etc., elle s'est offerte partout sous les mêmes formes, a présenté partout les mêmes caractères, partout les mêmes phénomènes.

La Cholérine consiste en des déjections alvines plus ou moins fréquentes, accompagnées de borborygmes, d'un sentiment de malaise, d'un embarras de la tête, parfois de mouvemens spasmodiques, de nausées, de vomissemens. Souvent, alors, l'appétit diminue, se perd; l'altération est plus ou moins grande.

Si l'affection est légère, si elle ne consiste, par exemple, que dans un simple relâchement, on peut, à la rigueur, se borner à porter des vêtemens plus chauds, à se faire des frictions sur les extrémités, à prendre, de temps à autre, une infusion qui porte à la peau. Cependant, quelque peu sérieux que paraisse le mal, j'engage à ne le point négliger; car il serait possible que peu sérieux d'abord, il le devînt davantage.

La plupart des symptômes de la Cholérine viennent-ils à se réunir, que le malade se couche, et qu'on se conduise comme si on avait à faire à un Choléra léger. Seulement que les applications chaudes ne se bornent pas aux extrémités, mais qu'elles s'étendent à l'abdomen, et jusque sur la poitrine. C'est ici que ces sortes d'applications me paraissent d'une véritable utilité.

Un médicament que je crois parfaitement indiqué dans la Cholérine, c'est l'ipécacuanha administré à la dose de 18,

20, 25 à 30 grains. J'en ai déjà parlé à l'occasion des moyens curatifs du Choléra, mais j'ai besoin d'y revenir.

L'utilité de l'ipécacuanha dans la Cholérine, comme aussi dans le Choléra, est un point sur lequel la plupart des médecins allemands sont d'accord, et je ne sache même pas en avoir rencontré un seul qui ne m'en ait fait l'éloge. Pendant mon séjour à Brünn, capitale de la Moravie, un médecin qui n'avait encore perdu aucun des malades auxquels il l'avait administré, n'était pas éloigné de le considérer comme une sorte de spécifique du Choléra. Aussi me disait-il dans l'élan de sa reconnaissance pour lui : « Si jamais la maladie » va jusque chez vous, croyez-en mon expérience, n'em- » ployez pas d'autre moyen. » Du reste, prêchant d'exemple, notre confrère n'employait que l'ipécacuanha. Il l'administrait à toutes les personnes qui lui offraient des symptômes de la maladie régnante. Jusqu'alors, sans nul doute, il n'avait point encore rencontré de ces cas contre lesquels, vraisemblablement, la médecine sera toujours impuissante. La meilleure preuve que je puisse en donner, c'est que le jour même qu'il m'entretenait des succès obtenus par l'ipécacuanha, j'avais vu mourir, à l'hôpital civil et à l'hôpital militaire, plusieurs malades qui en avaient fait usage. Mais toujours est-il, et c'est ce que je voulais constater ici, que cet agent paraît exercer sur la maladie, à l'état de Cholérine comme à celui de Choléra, une action salutaire. Je ne saurais mieux terminer ce que j'avais à en dire qu'en nommant notre confrère de Brünn, homme de conscience et de mérite, et dont l'autorité est d'un si grand poids en faveur de son application. Ce confrère est M. Lenoble de Ramsay, conseiller impérial, et premier médecin de la province.

FIN.

9 782019 269227